LETTRE

SUR

LA VACCINE,

PAR

M. LE DOCTEUR BOISSAT,

Directeur de la Vaccination du département.

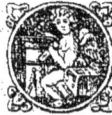

PÉRIGUEUX,

IMPRIMERIE FAURE ET RASTOUIL.

—

1848.

A MESSIEURS

LES VACCINATEURS

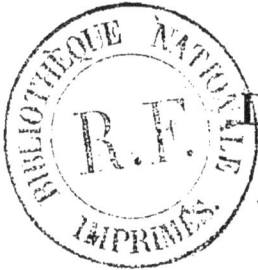

DE LA DORDOGNE.

—◦◦◦◦◦—

Les objections sans cesse renouvelées par les détracteurs
de la vaccine, les préventions que le temps et l'expérience
n'ont pu détruire encore, enfin les doutes si malheureuse-
ment propagés sur l'*insuffisance* et le *peu de durée* de notre
préservatif, m'engagent à répondre aux demandes de plusieurs d'entre vous, en vous adressant quelques observations bien propres à rappeler la confiance des familles et à
éclairer l'importante question vaccinale.

A Bourdeilles et dans les sept à huit communes voisines,
où la vaccination est généralement et régulièrement pratiquée, il n'y a pas eu d'épidémie de petite-vérole depuis 1813,
époque où cette cruelle maladie décima nos campagnes.
Quelques varioles sporadiques sont venues se montrer de
loin en loin, comme pour démontrer de plus en plus le bienfait de la découverte de Jenner.

En 1830, un paysan vigoureux (B. R.), de la Grange-
Brûlée, âgé de 29 ans, non vacciné, visita l'hôpital de Périgueux, où se trouvaient quelques varioleux, et six jours
après il est atteint d'une petite-vérole confluente qui fit
long-temps craindre pour sa vie. Sa femme, âgée de 23 ans,
vaccinée depuis 20 ans environ, ne quitta pas sa couche, et
fut préservée de la contagion aussi bien que les autres habitans de ce village et quelques enfans assez récemment soumis à l'inoculation jennerienne, qui continuèrent à venir
dans la maison du malade. B. R., quoique horriblement

gravé, et chez qui la suppuration dura plus de deux mois, est depuis resté constamment valétudinaire, et a été menacé d'une fièvre hectique à la suite de nombreux abcès froids : on dirait que la petite-vérole a déterminé chez ce malheureux une *diathèse scrophuleuse,* au lieu de produire une *dépuration salutaire* des humeurs, comme on le suppose généralement.

En octobre 1837, une petite fille de 18 mois, réclamée par ses parens (F. M.), contracte, en passant à l'hospice de Périgueux, le germe de la variole, qui se manifeste 5 jours après son arrivée à Bourdeilles, et la fait périr le vingtième. Sa mère, vaccinée depuis près de 20 ans, ne la quitte pas un moment ; des femmes, plus anciennement encore soumises à l'action préservatrice de la vaccine, viennent partager ses soins et amènent des enfans assez nouvellement vaccinés, entre autres un petit garçon qui l'avait été deux mois auparavant (avec de l'ancien virus), et tous furent respectés par cette redoutable affection, qui vint ainsi s'éteindre au milieu de la population de notre petite ville.

Dans le même mois, un enfant nouveau-né, du même hospice, succombe (au Parc-du-Maine) au huitième jour d'une variole avant vaccination, et aucun habitant de ce hameau ne contracte la maladie. La femme qui nourrissait cette petite fille, fatiguée par le lait, se rend à la Vallade, chez une de ses voisines, et donne son sein à un garçon de 6 mois (G. C.), non encore vacciné. Ce dernier fut bientôt pris d'une petite-vérole très grave, que bravèrent impunément les quatre *enfans bien vaccinés* qui habitaient la même maison, ainsi que tous les individus de ce même village.

Enfin, dans le même temps, un autre enfant naturel du même hospice, vierge de toute inoculation, est pris par une femme de la commune de Paussac, et bientôt la variole qui se déclare chez lui se propage à l'enfant, également non vacciné, de cette nourrice. Tous deux furent très dangereusement malades. L'alarme se répand aussitôt dans la contrée ; le maire me fait prévenir, et, dans deux séances, j'inocule notre préservatif à plus de cent individus, qui tous, comme la population entière de la commune, furent préservés du terrible fléau qui les menaçait. Le maire crut cette observation assez importante, et la publia dans les journaux du département.

En 1839, deux cas de petite-vérole vinrent jeter l'effroi dans la commune de Valeuil; mais la maladie ne put faire de progrès au milieu de nos vaccinés.

Dans la commune de Biras, en 1840, plusieurs individus en furent atteints (au rapport de M. Détrieux, de Lisle); mais une rapide vaccination enraya la marche de la variole, et la contagion n'étendit pas ses ravages. Un jeune homme de 29 ans, non vacciné, faillit périr, au village des Granges, et perdit un œil. Son frère, âgé de 14 ans, qui avait été bien vacciné, partagea constamment son lit, et n'éprouva pas la moindre éruption : j'ai vu aussi ce malade.

M. Berthou, de Brantôme, a observé, en 1841, plusieurs varioleux dans la commune de Condat, et cite également un enfant nouvellement *jennerisé* qui n'a cessé d'habiter le foyer d'infection, et qui a été merveilleusement préservé. M. Requier, du Bugue, rapporte un fait semblable qu'il a vu l'an dernier, et tous nos anciens vaccinateurs ont probablement noté des cas analogues.

J'ajouterai que, depuis plus de 25 ans que je m'occupe de vaccination, je n'ai pas vu *un seul exemple de variole vraie* sur un sujet *bien vacciné*, sur un de ceux que j'ai inoculés moi-même. Du reste, je reconnais la possibilité, rare sans doute, d'un pareil fait, puisque la *petite-vérole* ne préserve pas toujours elle-même de la *petite-vérole*. Je rappellerai que j'ai connu un de nos plus honorables compatriotes, le marquis de F..., qui l'avait *eue trois fois*; je connais aussi deux autres personnes qui en ont deux fois été atteintes. Les auteurs rapportent d'assez nombreux exemples de récidives encore plus fréquentes.

Tous ces faits, d'accord avec l'observation de tous nos médecins, sont la démonstration la plus irrécusable de la non-dégénérescence et de la constante efficacité prophylactique du virus vaccinal.

Toutefois, je me suis livré avec le plus grand soin à l'expérimentation comparative du *cow-pox* ou vaccin renouvelé, comme depuis long-temps j'avais cru devoir tenter la contre-épreuve des secondes vaccinations. Voici les résultats que j'ai obtenus à diverses époques et sur lesquels j'appelle toute votre attention :

En 1836 et 1837, j'essayai le cow-pox que M. le docteur

Bousquet, de l'académie de médecine, avait eu la bonté de m'envoyer. Il ne me sembla pas doué d'une énergie manifestement plus grande que celle de notre ancien virus. S'il me présenta parfois une plus *longue incubation*, vous savez que sous le rapport de l'époque de son développement, le vaccin primitif offre lui-même, selon les individus, les saisons, la température, etc., d'assez notables différences. Je puis en dire autant de l'*inégalité de volume* signalée dans les pustules des deux bras, suivant que l'inoculation de l'un et de l'autre avait été faite avec du vaccin d'origine différente. Ces inégalités se retrouvent quelquefois, lors même qu'on a opéré de deux côtés avec le même fluide. La forme, d'abord un peu *plus ombiliquée* du nouveau bouton, son *volume un peu plus* grand, son *aréole un peu plus* inflammatoire, ne montrèrent bientôt plus que l'*apparence ordinaire; ces variétés dépendent bien souvent de conditions atmosphériques, de dispositions individuelles. Il en est de même de la fièvre : elle n'est ni plus fréquente ni plus forte qu'avant le renouvellement du germe; et j'ai assez souvent à noter ce symptôme, parce que je multiplie les insertions : j'en fais habituellement au moins quatre à chaque bras. Je redirai aussi que dans les deux *espèces d'inoculations,* on rencontre parfois des boutons de faux vaccin (vaccinoïde), parmi des pustules régulières; il faut y porter quelque attention si l'on veut continuer des transmissions fructueuses.

Ce germe renouvelé a, pendant quatre ans, servi à toutes les vaccinations du département, et vous auriez pu vous-mêmes apprécier sa supériorité si elle avait été réelle. En 1841, notre estimable confrère, le docteur Bleynie, de Limoges, eut l'obligeance de me procurer du cow-pox retrouvé près de cette ville; les résultats furent identiques. Enfin, plus récemment, le cow-pox Magendie, que j'obtins du docteur Friard après de bien vives instances, a été l'objet d'*inoculations comparatives* faites avec le plus grand soin, et je n'ai point remarqué de différences tranchées avec les produits de virus d'origine diverse que j'avais déjà expérimentés.

Du reste, vous avez pu juger par vous-mêmes si le vaccin régénéré présentait des phénomènes éruptifs plus complets, s'il nous offre réellement plus d'avantages; car à chaque découverte de cow-pox, je me suis empressé de renouveler le foyer départemental, en puisant à la source la plus récente; vous avez donc dû en observer, en comparer les effets, et vous avez dû être frappés de la ressemblance des phénomènes vaccinaux.

Pour moi, dans ces nouvelles expériences comme dans les premières, je n'ai rien vu de plus, rien de mieux que ce que nous donnait notre ancien vaccin. J'ai eu à signaler des insuccès, des irrégularités d'individus à individus, quelquefois des différences de bras à bras, enfin, même parmi les pustules du même côté. L'âge, la constitution, l'idiosyncratie, les saisons, la température, la date ou le degré de maturité du bouton dans lequel on puise le fluide d'insertion, etc., sont autant de circonstances qui peuvent modifier les résultats.

J'ai parlé de secondes vaccinations; voici ce j'ai obtenu de mes tentatives : Depuis 1833, j'en avais, chaque année, pratiqué quelques-unes (il n'est pas toujours facile de déterminer les personnes à se soumettre à cette petite opération), en variant mes essais; et sur 375 individus chez lesquels j'avais eu soin de constater une première vaccination plus ou moins ancienne, je n'étais point parvenu à reproduire la vaccine normale, quoique j'eusse employé, à diverses reprises, du cow-pox, et fort souvent du virus pris chez le frère pour la sœur, chez des fils pour des pères ou des mères.

En 1840, j'opérai sur une plus grande échelle, et toujours avec les mêmes précautions; je revaccinai avec un soin tout particulier 130 individus de tout âge, de tout sexe, et à des époques plus ou moins éloignées de leur première inoculation. Sur 4 seulement, j'ai eu une vaccine normale, et j'ai pu la transmettre à des sujets vierges, en reproduisant des boutons eux-mêmes transmissibles. Chez le plus grand nombre, je n'ai vu qu'une fausse vaccine ou vaccinelle, travail éphémère, souvent inaperçu. Sur près d'un cinquième, j'ai observé une éruption imitant assez bien la *pustule jennerienne*; mais s'élevant rapidement en pointe vers le huitième jour, se remplissant de pus homogène assez épais, que l'on vide presque complètement par une seule piqûre, et se desséchant beaucoup plus vite que les boutons de vrai vaccin; c'est *la vaccinoïde*, qui, par la précocité de son travail, sa forme, sa marche, la vive démangeaison et la fièvre assez fréquente qui marque son début, rappelle les principaux caractères de la varioloïde ou petite-vérole modifiée.

Depuis, j'ai continué la revaccination, mais avec des chances diverses : l'an dernier, sur trente individus soumis à cette expérience, je n'obtins pas un vrai bouton, et mes collègues ne furent pas en général plus heureux. Sur vingt-sept élèves du collége de Périgueux, dont la première vaccination bien constatée remontait au moins à dix ans, et que nous revaccinâmes, avec l'excellent médecin de cet établissement, le docteur Galy, un seul présenta une pustule vaccinoïdale. Dans les premiers jours de ce mois, un jeune homme de Valeuil, portant trois profondes cicatrices datant de plus de vingt ans, m'a donné six belles pustules de seconde inoculation, qui se sont très bien reproduites. Les autres vingt-cinq personnes sur lesquelles j'ai, dans le courant de cette année, pratiqué la bi-vaccination n'ont vu se développer qu'une vaccinelle de très peu de durée. (Je me suis revacciné moi-même plus de cent fois, et j'ai toujours obtenu des papules de même nature.) La semaine dernière, j'ai eu six pustules sur la fille C., aux Girards, vaccinée depuis environ trente-deux ans ; elles ont pu aussi être propagées.

Ces observations m'ont paru d'autant plus dignes d'intérêt, que j'ai pu constater cette même *éruption vaccinoïdale* chez trois personnes *antérieurement variolées*, et dont l'une avait même eu deux petites-véroles confluentes. Je crois devoir rapporter ce fait avec quelques détails : M. S., âgé de 42 ans, eut la variole étant tout enfant, et en fut *si gravé*, que, lorsque peu d'années après on vaccinait ses plus jeunes frères, sa mère fit observer au médecin que son aîné, lui, n'avait pas besoin *de sa picote*. Eh bien ! en 1813, lors de l'épidémie dont j'ai parlé, S., âgé alors d'environ 18 ans, fut pris d'une seconde variole très confluente, qui lui laissa des stigmates aussi prononcés que la première petite-vérole. M. S. étant très gravé, je le priai de me permettre de le vacciner : il y consentit, et je lui fis quatre insertions à chaque bras. Après deux jours, il éprouva du malaise, se sentit comme courbatu, éprouva un accès de fièvre assez fort, et le travail local commença dans les piqûres, qui étaient déjà le siège d'une démangeaison fatigante. Au septième jour, les pustules étaient applaties, un peu ombiliquées, avec un cercle inflammatoire assez étendu. Avec moins d'habitude ou un examen moins attentif, on pouvait commettre une erreur. Mais dès le lendemain, elles s'élevèrent en pointe globuleuse, suppurèrent au neuvième jour, et étaient desséchées au onzième, laissant des cicatrices assez marquées. En les rapprochant de boutons de vrai vaccin de même date, il était d'ailleurs tout-à-fait impossible de s'y méprendre. J'ajouterai, toutefois, que trois sujets vaccinés avec du fluide puisé dans les pustules de S., ne présentèrent : l'un, qu'une vaccinelle des plus éphémères, et les deux autres, aucune trace d'éruption. Un de ces *boutons vaccinoïdaux* (j'ai cru pouvoir leur donner ce nom à cause de leur analogie avec la vraie vaccine) se vida complètement par un seul coup de lancette. La femme B..., âgée de 40 ans, horriblement stigmatisée, vaccinée avec du virus pris chez sa petite-fille, en fin, la fille F. D..., âgée de 50 ans, également très marquée d'une petite-vérole antérieure, m'ont offert deux observations presque en tout semblables à celle de M. S. Cette dernière présenta une pustule tellement semblable à la vraie vaccine, qu'il fallut sa non-transmissibilité pour me convaincre que ce n'était qu'une vaccinoïde.

Vers la même époque, M. Vizerie, à Bergerac, obtint dans ses secondes vaccinations des réussites plus nombreuses. Depuis, en 1841, ce même docteur a pratiqué 60 revaccinations sans succès. M. Berthou en rapporte 50. M. Roubenne, de Nontron, pareil chiffre. M. Fargeot, de Saint-Apre, 25. Enfin, beaucoup d'autres vaccinateurs en ont fait également un certain nombre sans avoir été plus heureux. Un de nos collègues, il est vrai, nous a dit, sans préciser le chiffre, avoir réussi sur le *tiers des sujets* qu'il a soumis à la bi-vaccination; d'autres médecins citent, en outre, quelques cas de réussite.

MM. Buisson, à Bergerac; Verdier, à Sainte-Orse; Baysselance, à Flaugeac; Détrieux, à Lisle, etc., etc., citent en outre des cas de réussite; d'autres médecins nous ont transmis d'assez nombreuses observations de seconde vaccination; mais, en général, elles n'offrent pas toute la précision qui

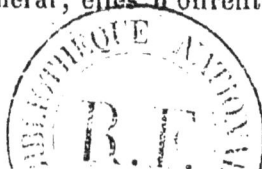

doit les faire accepter comme probantes, pas plus que les quelques cas de variole après bonne vaccine que quelques-uns de nos collègues nous ont signalés. — Pour ma part, quand j'opère la revaccination (et l'on décide assez difficilement les individus à cette contre-épreuve inoffensive), j'ai soigneusement vérifié la première opération, compté même à la loupe les cicatrices (beaucoup n'en avaient qu'une seule et ne m'ont pas paru moins préservés), vérifié autant que possible la date de cette inoculation antérieure; et, dans ces cas, c'est tout au plus si l'on obtient un ou deux succès sur cent vaccinations.

Quelques sujets sont prédisposés aux éruptions vaccinales, comme on l'est aux atteintes varioliques. M. Berthou cite une fille de dix ans qu'il a revaccinée cette année avec le même succès qu'il y a sept ans; le virus a été deux fois très transmissible. J'ai observé, il y a peu d'années, un cas exactement semblable.

Je suis convaincu qu'il faut que l'*agent variolique épidémique* ait une intensité très grande pour que les vaccinés soient prédisposés à une seconde vaccination fructueuse; de même qu'alors on voit aussi la petite-vérole atteindre de nouveau les variolés eux-mêmes, qui, d'après Thompson, seraient moins sûrement préservés que ceux antérieurement bien vaccinés.

Je ne me suis pas borné à étudier l'action du virus vaccinal sur les individus antérieurement pourvus de ce préservatif, j'ai continué à rechercher les personnes, rares aujourd'hui, qui portent des traces incontestables d'une petite-vérole naturelle, et à constater sur elles les effets de l'*inoculation jennerienne* (l'absence de la variole depuis bien des années ne m'ayant pas permis la contre-épreuve de l'inoculation variolique elle-même), afin de vérifier, sous un autre point de vue, l'assertion du médecin anglais.

En 1842, à Cressac, j'ai vu, chez une mendiante de 65 ans, *très couturée*, comme on dit dans le pays, deux pustules d'un beau vaccin qui se reproduisit sur deux enfans. — En 1843, à Bourdeilles, la fille B..., 40 ans, portant des stigmates hideux, me fournit quatre boutons dont le virus fut inoculé avec succès à trois enfans, qui me donnèrent eux-mêmes un germe fécondant; le même jour, et avec le même fluide qui servit à la fille B..., je revaccinai dix individus, parmi eux une dame de Périgueux, dont la première vaccination remontait à 25 ans, et je n'observai nulle trace d'éruption.

L'an dernier, j'ai *jennerisé* un maçon de 29 ans, P. L., des Grelières, que ses parens s'étaient obstinés à ne pas laisser vacciner, et qui avait éprouvé deux petites-véroles confluentes à dix ans d'intervalle, et dont les profondes cicatrices sillonnaient toute la figure. — Il me présenta cinq pustules normales, qui se reproduisirent très bien aussi. A la même époque, je vaccinai, à La Rigeardie, P. G., âgé de 59 ans, sur lequel la variole avait laissé d'indélébiles traces; il éprouva de la fièvre, eut une vaccinoïde intense, pendant que ses trois filles, dont la plus jeune avait passé 20 ans, et qui toutes avaient reçu, dans leur bas âge, le bienfait de la vaccine, offrirent à peine quelques papules de vaccinelle aux insertions nouvelles. J'ai, cette année, fait le même essai à Saint-Julien, sur la femme F. Ch., 34 ans, à qui la variole enleva un œil dans son enfance, et dont elle est très marquée; mais il n'y a eu aucun travail éruptif. — Il est intéressant et curieux de saisir toutes les occasions de faire de pareilles expérimentations.

Enfin, la pratique de la vaccination ordinaire nous montre une si grande variété dans les phénomènes, que si l'on ne tient compte de toutes les circonstances, l'on est exposé, dans les revaccinations, à de graves méprises. Il faut examiner heure par heure, pour ainsi dire, jusqu'au *terme final*, les éruptions de seconde inoculation, et constater la première d'une manière bien évidente; car, je le rappellerai ici, tous les enfans que l'on vaccine pour la première fois ne voient point se développer les boutons préservatifs; aussi le médecin consciencieux doit-il se faire représenter au huitième jour *tous ses vaccinés*, afin de constater le résultat heureux ou négatif de leur inoculation. La forme extérieure, la durée même de la pustule secondaire, ne suffisent pas toujours pour assurer le jugement; il faut, quand on le peut, les comparer avec les boutons primitifs et réguliers de même date; enfin, la pierre de touche, la démonstration mathématique, c'est l'*inoculation du virus produisant des pustules pouvant elles-mêmes se propager encore.*

D'après tout cela, on pourrait former ainsi le cadre noso-
logique des éruptions varioliques et vaccinales : *vraie variole, vaccine vraie; varioloïde, vaccinoïde, varicelle, vaccinelle*. Cette dernière éruption est on ne peut plus facile à
reconnaître, et se produit assez souvent.

Elle a régné cet été, et a marché avec la vaccine ou s'est
montrée avant ou après elle dans la commune de Saint-
Julien; nous en avons eu quelques cas à Bourdeilles, et un
très beau horn-pox ou varicelle cornée.

Il m'est permis, en terminant ces réflexions, de conclure
que ce qu'il y a de plus important que la revaccination,
c'est une *première et bonne vaccination;* c'est enfin d'arriver
à imposer à tout le monde le bienfait de la vaccine, en sol-
licitant l'autorité de la rendre obligatoire pour tous, comme
cela a lieu dans quelques pays, comme le préfet du Bas-
Rhin vient de le prescrire dans son département. Alors il
n'y aura plus ou presque plus de varioles, et partant plus
de ces grands foyers contagieux, dangereux pour les vaccinés, et bien plus encore pour ceux-là mêmes qui ont eu déjà
la petite-vérole; car la puissance de l'agent contagieux s'ac-
croît dans une effroyable proportion avec le nombre des individus actuellement atteints de variole; aussi faut-il, autant que possible, isoler les varioleux. Le gouvernement
doit donc recourir à tous les moyens pour généraliser la pratique vaccinale, en chargeant les médecins cantonnaux de
ce soin important, comme cela se pratique dans plusieurs
départemens du nord, qui ne reculent devant aucune dé-
pense pour atteindre un but si philanthropique et assurer
ainsi la conservation de la santé publique.

On répète souvent que la vaccine n'a pas besoin d'encouragemens; que ses bienfaits reconnus l'ont rendue popu-
laire; que, d'ailleurs, si l'on s'en rapporte aux états fournis
par les médecins, tous les habitans de la Dordogne auraient
déjà profité, au moins une fois, de ce préservatif. Sans re-
lever ce qu'il y a de blessant pour des hommes honorables,
dont le dévouement et le désintéressement (toutes les vaccinations sont gratuites dans le département) sont bien connus
et dès long-temps appréciés, nous nous contenterons de donner ici le tableau officiel des vaccinations opérées depuis
1827. On verra tout ce qu'il nous reste à faire pour arriver

au résultat si désirable obtenu dans quelques départemens : celui de la Meurthe, où le nombre des vaccinations égale le nombre des naissances; celui du Cher, où le nombre des vaccinés a dépassé celui des nouveaux-nés. On y a compris qu'il était indispensable de rechercher les sujets oubliés pendant les tournées vaccinales, de reprendre ceux chez lesquels une première inoculation était avortée, que j'estime à un dixième environ; enfin, de continuer les bi-vaccinations pour enlever ainsi leurs élémens aux grandes épidémies varioleuses et leur arracher les victimes nombreuses qu'elles pourraient faire.

Bien que nous soyons persuadé que les chiffres relatés ne soient pas l'expression fidèle de ce qui se passe, et que nous ayons la conviction que beaucoup de médecins qui vaccinent ne se donnent pas la peine de nous envoyer les états de leurs opérations, nous ne pouvons nous empêcher de reconnaître, en présence de la variole qui règne habituellement dans nos contrées et où elle est assez souvent meurtrière, que le préservatif de Jenner rencontre parmi nous, dans sa propagation, des difficultés de plus d'un genre, et que nous sommes loin encore de la réalisation de tout le bien que nous pourrions opérer.

Si Bourdeilles et les environs n'ont vu, depuis *trente-six ans*, que quelques cas très rares de variole sporadique, on peut conclure qu'il est possible de faire disparaître cette redoutable maladie, qui n'est point fatalement nécessaire ou utile, car elle n'a pas existé de tous temps (elle apparut en Europe, comme maladie nouvelle, au 5e siècle, ainsi que le choléra s'est montré depuis); elle n'attaque pas infailliblement tous les individus, et l'on cite des familles qui jouissent d'une sorte d'immunité, comme aussi on voit des sujets réfractaires à la vaccination : je l'ai pratiquée neuf fois sur le même sujet sans aucun résultat.

Depuis plusieurs années, le service vaccinal ne se fait plus, dans notre département seulement, par des médecins nommés par l'autorité. Le nombre des praticiens s'est tellement accru, que chacun a dû répondre au désir de ses clients et propager parmi eux la vaccine : les sages-femmes elles-mêmes apportent à cette œuvre un zèle très louable. Nous n'avons donc plus de *vaccinateurs officiels;* mais aussi recevons-nous avec reconnaissance tous les états qui nous sont adressés, et faisons-nous concourir aux trop modiques encouragemens (on voit le chiffre des vaccinés exactement suivre, pour ainsi dire, celui des allocations départementales) alloués par le conseil général tous ceux de nos collègues qui veulent bien s'associer à nos efforts. Nous les invitons donc avec instance à nous transmettre leurs tableaux annuellement, afin qu'il soit possible de constater les progrès de la vaccine dans nos contrées et de fournir au gouvernement les renseignemens qu'il nous demande. Je les prie d'y joindre toutes les observations pratiques qu'ils pourront recueillir.

Je ne répèterai pas tout ce que l'on sait de l'action manifestement curative de la vaccine sur plusieurs maladies de la peau, des articulations, des organes de la vue, des viscères abdominaux, des lésions pulmonaires, etc., par des insertions vaccinales rapprochées le plus possible du point affecté.

Quant à son inocuité, elle n'est plus mise en doute, et l'on ne saurait lui reprocher de produire des maladies nouvelles. Si les cadres nosologiques sont plus étendus, si des noms nouveaux reviennent plus fréquemment, c'est que le siége de nos affections morbides et leurs symptômes sont mieux connus, mieux étudiés, et les dénominations plus précises. Le virus-vaccin, d'ailleurs, marche toujours identique à lui-même à travers les humeurs, se reproduit dans toute son intégrité et sans mélange. On a vu la vaccine et la petite-vérole se développer simultanément sur le même individu, et le virus, pris dans les boutons vaccinaux comme dans les pustules varioliques, a reproduit, dans toute *leur pureté*, pour ainsi dire, les deux éruptions primitives. — En 1828, à Bergerac, M. Vizerie et moi, nous avons, avec un résultat tout pareil, répété cette expérience si concluante.

On sait aussi qu'on peut vacciner à tout âge de la vie; j'ai eu plein succès ces jours-ci sur une femme de soixante-un ans. J'avais, il y a quelques années, réussi également sur un individu de soixante-huit ans.

Les plaques de verre sont, à n'en plus douter, le mode de conservation le plus sûr et à la fois le plus commode pour la reprise du virus. J'ai réussi avec des verres chargés depuis quatre ans, et plusieurs de nos confrères ont obtenu des succès analogues.

Quelques vaccinateurs se plaignent de la petite *quantité* et même de la *qualité* du vaccin que contiennent les verres que nous expédions. Le premier reproche est plus apparent que réel; en effet, la même quantité de fluide recueilli entre deux lames de verre ne présente pas toujours à l'œil une tache large, marquée : cela dépend de la superposition plus ou moins exacte et complète de ces mêmes lames; et si l'on compare nos verres à ceux reçus de Paris, l'on verra que les nôtres renferment dix fois plus de virus. Plus ce dernier est limpide et propre à la reproduction, moins la tache est épaisse et visible.

Quant à la *qualité*, comment serait-elle mauvaise? Nous ne pouvons puiser notre vaccin que dans des pustules normales et à maturité convenable pour continuer nos vaccinations, que nous poursuivons le plus souvent presque toute l'année. Si les boutons étaient trop secs, nous ne pourrions humecter nos verres; et dans ce cas même, si quelques parcelles de virus adhéraient à nos plaques, elles devraient tout au moins offrir autant de chances de transmission que les croûtes que l'on a souvent vantées. Vous savez avec quel soin j'approvisionne, chaque semaine, le dépôt de la préfecture, auquel j'ai envoyé, l'an dernier, deux mille cinq cents verres.

La difficulté pour nous tous, pour les médecins qui ont le plus d'habitude, c'est de *délayer convenablement* le fluide desséché, c'est de lui rendre sa *légère viscosité* naturelle, ni plus ni moins. On y réussit en général en l'humectant avec une gouttelette d'eau (tiède en hiver) ou un peu de salive que l'on porte sur la plaque au bout de la lancette. Il faut avoir soin de la laisser séjourner un peu plus long-temps sous l'épiderme que si on opérait de bras à bras; il est bon aussi d'irriter un peu la peau à l'endroit des piqûres, afin de faciliter l'absorption. L'exposition du verre à la vapeur de l'eau me paraît moins convenable, surtout si la température était trop élevée, en ce qu'elle farde vite les lames et nuit à l'opération. Dans tous les cas, l'on doit multiplier les piqûres, qui sont rarement toutes fécondes; chaque verre peut fournir à douze insertions au moins; enfin, on peut répéter des essais qui n'ont jamais aucun inconvénient. Comment les croûtes seraient-elles préférables? Il faut aussi les délayer à point, et elles contiennent infiniment plus de matière purulente desséchée que de véritable virus, lequel est d'autant plus propre à se reproduire, qu'il est plus transparent et moins mêlé de pus, ce qui a lieu au huitième jour de son développement. Les tubes enfin, outre qu'ils se chargent et se lutent plus difficilement, se vident par l'insufflation, et il suffit de quelques bulles d'air pénétrant le virus, pour le frapper de stérilité. Les verres, lutés exactement avec de la cire blanche (fondue à la flamme d'une lampe), doivent être conservés sous papier de couleur et tenus dans un lieu à température douce et égale. Malgré ces précautions, quelques plaques peuvent bien *prendre vent* et s'altérer; mais cela doit arriver très rarement

Enfin, en terminant, je renouvelle le conseil à tous les médecins de recueillir eux-mêmes, à la fin de leurs opérations vaccinales, plusieurs plaques de virus qu'ils auraient ainsi à leur disposition pour les cas d'invasion subite de la petite-vérole, et en attendant du moins qu'ils pussent s'en procurer de frais au dépôt de la préfecture. Je suis très convaincu qu'ils réussiront le plus souvent à rétablir leur foyer avec cette réserve.

J'invite aussi tous mes collègues qui se trouvent placés dans des localités où l'on élève des vaches, à les observer avec soin; ils ne sauraient manquer de trouver sur ces animaux la pustule jennerienne (cow-pox); car j'ai quelques données pour croire qu'il en a existé assez récemment un exemple dans le département.

Quoique le transport du vaccin à la vache présente des difficultés tout aussi bien que sa reprise, dans les cas très rares de succès, je les engage à tenter des essais qui seraient du plus grand intérêt.

BOISSAT,
Directeur de la vaccination, membre de la légion d'honn., correspond. de l'académie de médec.

Bourdeilles, le 30 septembre 1848.

TABLEAU des Vaccinations pratiquées de 1827 à 1847, et fonds alloués par le département [1].

Année	Vaccinations	Fonds	Observations
1827......	9,944	4,000f	
1828......	14,125	idem.	Grande épidémie varioleuse dans les arrondissemens de Bergerac et de Sarlat, qui frappa d'effroi nos populations.
1829......	10,103	idem.	
1830......	8,976	3,000	
1831......	6,761	1,200	
1832......	4,130	400	
1833......	2,225	1,600	
1834......	4,312	1,000	
1835......	5,469	idem.	
1836......	8,182	2,000	La variole qui s'est montrée pendant ces deux campagnes a un peu élevé le chiffre des vaccinations.
1837......	8,746	2,000	
1838......	8,914	3,000	
1839......	8,958	idem.	
1840......	7,467	2,000	
1841......	7,596	3,200	Le règne de la suette força les médecins de négliger la propagation de la vaccine.
1842......	7,721	idem.	
1843......	6,387	2,200	
1844......	6,364	idem.	
1845......	8,947	3,200	
1846......	8,672	3,200	
1847......	4,903	2,000	

[1] La plupart des départemens votent des sommes beaucoup plus considérables, et dans quelques-uns, les communes elles-mêmes s'imposent des sacrifices. — L'académie de médecine renouvelle chaque année ses vœux en faveur des vaccinateurs, auxquels le ministre distribue annuellement une prime de 1,500 fr., divisée en trois prix, quatre médailles d'or et cent médailles d'argent. — Sous le gouvernement impérial, le budget vaccinal était de 120,000 fr., et le nombre des autres récompenses était quadruple.

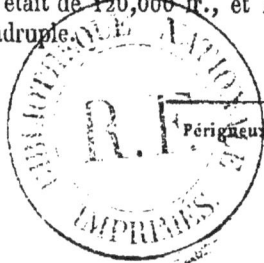

Périgueux. — Impr. FAURE et RASTOUIL.

www.ingramcontent.com/pod-product-compliance
Lightning Source LLC
Chambersburg PA
CBHW070215200326
41520CB00018B/5650